DE

L'HOMOLOGIE SEXUELLE

CHEZ L'HOMME,

PAR

F.-D.-F. SOUCHAY,
Docteur en Médecine de la Faculté de Paris.

PARIS.
RIGNOUX, IMPRIMEUR DE LA FACULTÉ DE MÉDECINE,
rue Monsieur-le-Prince, 31.

1855

DE

L'HOMOLOGIE SEXUELLE

CHEZ L'HOMME.

Ετερά καί τά αυτά.
(ARISTOTE, *Histoire des animaux.*)

PREMIÈRE PARTIE.

CHAPITRE Ier.

DE L'INFLUENCE DE L'APPAREIL GÉNITAL.

« L'espèce, a dit Buffon, est le seul être de la nature ; c'est l'être permanent dont l'individu n'est que la représentation fugitive. »

La conservation en est confiée à la fonction génitale, comme l'est celle de l'individu aux fonctions de nutrition et de relation dont le rôle devient secondaire, si l'on considère la différence du but.

On ne sera donc point surpris de voir la fonction génitale prendre une très-grande influence, malgré sa nullité au point de vue individuel, et dominer l'organisme entier par son action sur tous les autres appareils.

N'est-ce pas, en effet, à partir de la manifestation de l'activité de l'appareil reproducteur que l'individu atteint son développement le plus complet ? N'est-ce pas lorsque cette activité vient à cesser que l'organisme entre dans la période de déclin ?

Si nous envisageons d'abord notre espèce, nous verrons, en effet, que la femme avant la puberté est bien loin de la perfection qui l'attend à la période de l'ovulation, et que, cette période terminée, sa beauté et sa puissance disparaissent; je ne dois pas insister sur cette déchéance.

Il en est de même de l'homme, dont la force et l'activité semblent également se mesurer sur l'intensité fonctionnelle de cet appareil.

Si cette appréciation ne semblait pas suffisamment justifiée par l'observation journalière, elle le serait surabondamment par les données que peut fornir l'expérimentation; je veux parler de la castration, dont tout le monde connaît la triste influence sur l'homme et les animaux.

L'appareil génital a donc une très-grande influence chez l'individu.

Cette importance sera encore plus sensible si l'on descend les degrés de l'échelle animale : ainsi les articulés ne peuvent arriver à l'exercice de cette fonction qu'après avoir traversé différentes phases de perfectionnements qu'on appelle métamorphoses.

Quand cette fonction peut s'exercer, c'est qu'alors tous leurs appareils sont, ou réduits de nombre, comme chez les annélides et les crustacés; ou simplifiés, comme chez les insectes, dont alors la plupart ont acquis des ailes, signe de la plus grande élévation.

Lorsqu'on voit le hanneton se livrer à l'acte de la reproduction, il est bien loin de la larve qui lui a donné naissance après être restée deux ou trois ans enfouie dans la terre. Il en est de même du papillon, qui a vécu des mois entiers sous la forme d'un ver infime et presque à l'état inerte sous l'enveloppe d'une chrysalide.

A peine ces petits êtres ont-ils pris possession de la vie aérienne, qu'ils semblent ne plus vivre que de la vie de reproduction; et, faut-il le dire, la fécondation n'est pas plus tôt accomplie, que la mort commence déjà à les frapper, ou les frappe immédiatement comme nous le prouve l'éphémère.

Il est donc vrai que cette beauté si nouvelle n'est pas pour eux, et qu'ils n'ont vécu que pour la conservation de l'espèce.

D'autres animaux sont encore plus maltraités; car l'inauguration de la fonction génitale, loin de s'accompagner chez eux d'une augmentation dans la puissance ou le nombre de leurs facultés, amène, au contraire, une dégradation profonde.

L'organisme, qui semble ne pouvoir faire la dépense d'une création nouvelle, se trouve profondément atteint et comme absorbé ; les appareils *individuels* s'effacent pour faire place à l'appareil dominateur de l'espèce, et l'animal en est réduit à n'être plus qu'une machine à reproduction.

Tells sont les lernées, qui, après avoir nagé librement, dans leur jeune âge, au sein des flots, se fixent pour toujours en parasites sur leur proie, et y subissent la métamorphose qui doit leur donner un appareil reproducteur, à la place de leurs membres tombés à l'état rudimentaire. Il en est de même des anatifes et des balanes, chez les cirrhopodes ; leurs douze paires de bras s'atrophient, leur dos se recourbe pour se fixer sur un rocher à l'aide d'un pédoncule charnu qui renferme les organes génitaux.

Des modifications si profondes et à la fois si contraires attestent également la toute-puissance de l'appareil générateur sur l'économie, et il n'est pas surprenant qu'on ait pu croire que la reproduction est le but supérieur de l'existence individuelle, si l'on considère surtout que l'extinction de cette faculté amène une déchéance chez les animaux supérieurs, et chez les animaux inférieurs une mort plus ou moins prochaine et quelquefois même immédiate.

Cette croyance à l'importance de la fonction reproductrice s'affermit encore, si l'on réfléchit que, dans la distribution des six sens qui nous a été faite pour contribuer à l'efficacité des fonctions conservatrices de l'individu et de l'espèce, la fonction conservatrice de l'espèce se trouve être la plus richement dotée, c'est-à-dire sollicitée par l'excitateur le plus puissant ; c'est du point de vue plastique seulement que j'entends parler (1).

---

(1) Je dois ajouter que les facultés de l'entendement ont le privilége de rester intactes, surtout chez les hommes qui cultivent leur intelligence. Ceux qui vou-

Ainsi l'exercice des sens de la vue, de l'audition, sens qui sont spécialement dévolus aux fonctions intellectuelles, ne laisse dans l'appareil aucune sensation : le cerveau est leur aboutissant unique et direct; le toucher, qui a la même destination, ne nous donne aussi qu'une impression insignifiante.

Ces trois sens, qui dépendent de la vie de relation, veillent comme moniteurs à notre conservation extérieure; ils sont, comme on le voit, nuls ou presque nuls au point de vue de la sensation organique.

Notre conservation intérieure, confiée également aux appareils de nutrition, a pour serviteurs les sens du goût et de l'odorat; le charme ou le plaisir qu'ils nous procurent sont bien loin de l'intensité sensuelle du sens génital, dont la supériorité sous ce rapport est évidente.

On peut même dire que ce dernier sens domine presque la fonction dont il dépend, tandis que les cinq autres n'en sont que des auxiliaires dont l'influence est variable.

Comme il faut, pour accomplir l'acte de la reproduction, le concours de deux êtres, l'accord de deux volontés, on ne doit point être surpris de voir cet appareil plus puissamment convié à l'action.

Nous allons maintenant procéder à son examen direct, et d'une manière générale.

CHAPITRE II.

COMPOSITION GÉNÉRALE DE L'APPAREIL REPRODUCTEUR.

On s'aperçoit, en envisageant la série animale, que l'appareil génital renferme deux parties distinctes : une partie *essentielle*, et une partie *accessoire* ou *adjonctive*.

---

draient s'édifier sur ce fait n'ont qu'à consulter l'ouvrage du professeur Lordat (insénescence des facultés intellectuelles).

La partie essentielle est représentée par un organe formateur muni d'un canal d'excrétion ; cet organe prend un nom et un caractère particuliers suivant la nature de son produit : il s'appelle testicule, si le produit est fluide, libre et expansible ; il porte le nom d'ovaire, s'il s'agit d'un liquide renfermé dans une poche ou une vésicule.

Ces deux produits, indispensables, nécessaires à la formation du nouvel être, ont été nommés, le premier sperme, et le second ovule ; les canaux qu'ils parcourent, et par lesquels ils sont mis en présence, ont été appelés pour cette raison *oviductes*, *spermiductes* ou *séminiductes*.

Ces deux genres d'appareil constituent les sexes ; le sexe masculin appartient au testicule, le sexe féminin répond à l'ovaire. Ils sont si ressemblants dans les rangs inférieurs de l'animalité, qu'il faut recourir à l'examen du produit pour reconnaître le sexe de l'appareil chez un hermaphrodite, ou le sexe de l'individu chez un unisexué ; c'est pour cette raison déterminante que Galien avait mis déjà le testicule et l'ovaire en parallélisme, ce qui, pour le dire en passant, a toujours été maintenu.

Un organe producteur et son conduit, voilà donc la partie *essentielle* d'un appareil génital.

Cette partie fondamentale se compose de deux divisions, elle ne se rencontre seule que chez les animaux inférieurs.

Quand la partie adjonctive ou accessoire vient à se réunir à l'appareil précédent, elle lui apporte une troisième division.

Cette partie *adjonctive* est constituée par le sens génital, c'est un appareil d'excitation qui a pour but de faire appel à l'exercice de la fonction reproductrice ; c'est par lui que se fait l'accouplement : aussi, en apportant ainsi une plus grande certitude dans la fécondation, est-il considéré comme un perfectionnement. Il ne se trouve que dans les animaux supérieurs.

Sous le rapport du nombre de ses divisions, on peut admettre deux types principaux d'appareil : le premier, composé de deux divisions, pourra s'appeler appareil *primitif* ou *incomplet* ; le second, composé de trois divisions, sera l'appareil *complet*.

On pourra trouver dans celui-ci une autre variété, une autre forme : c'est celle dans laquelle l'oviducte ou le séminiducte renfermeront un réservoir modificateur, ou une poche d'incubation, qui nourrira l'œuf en même temps ; on pourra l'appeler appareil *supérieur*, parce qu'il ne se rencontrera que chez les mammifères.

Telle sera la composition de ces trois espèces d'appareil, considérées d'après le sexe et le nombre de leurs parties constitutives :

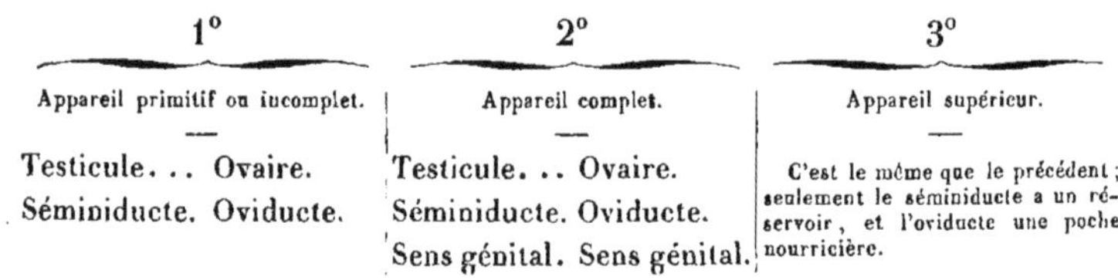

1°	2°	3°
Appareil primitif ou incomplet.	Appareil complet.	Appareil supérieur.
Testicule. . . Ovaire. Séminiducte. Oviducte.	Testicule. . . Ovaire. Séminiducte. Oviducte. Sens génital. Sens génital.	C'est le même que le précédent ; seulement le séminiducte a un réservoir, et l'oviducte une poche nourricière.

CHAPITRE III.

APPAREIL INCOMPLET.

Cet appareil, *primitif* ou *incomplet*, se trouve généralement dans l'échelle inférieure, mais inégalement repandu ; sa distribution est très-irrégulière par rapport aux classements consacrés par la science.

On ne sera donc pas surpris de voir les mêmes groupes naturels présenter la première espèce d'appareil, et même tous les autres modes de reproduction.

C'est ainsi que le quatrième embranchement est :

1° Fissipare avec les éponges, les vorticelles, les volvox et les hydres ;

2° Gemmipare avec les cœnures et les échinocoques ;

3° Gemmipare et ovipare à la fois chez les mêmes individus, les polypes, par exemple ;

4° Enfin le tænia, qui s'accouple avec lui-même, élève cet embranchement à la hauteur des autres, mais pas encore à la viviparité ovulaire.

Les bivalves chez les mollusques, les cirrhopodes chez les articulés, sont ceux qui nous offrent seulement la partie *essentielle.*

Il en est de même, dit-on, des poissons osseux et des batraciens. Ce fait doit d'autant plus surprendre, qu'à l'époque du frai, les premiers sont dans une ivresse qui les livre, sur le rivage, à la merci du passant, et que les seconds, pendant leur fausse copulation, sont même indifférents à la douleur de l'amputation d'un membre, tant est vive et profonde chez eux la sensualité de l'approche sexuelle.

En présence d'une démonstration fonctionnelle si puissante, il est difficile de ne pas croire que l'appareil génital chez ces animaux ne soit pas au moins muni, à son extrémité, d'une papille sensuelle analogue à celle des oiseaux ; car enfin, sans cela, comment s'expliquer la folie amoureuse des poissons et la frénésie du crapaud ?

On ne doit certainement pas, chez eux, invoquer la puissance de l'imagination, ce qui serait forcé si on leur dénie un appareil sensuel : aussi je ne doute pas qu'ils n'en soient pourvus, malgré l'opinion des naturalistes ; car il ne peut pas plus y avoir de sensibilité sans appareil sensitif, que de fonctions sans organes.

CHAPITRE IV.

APPAREIL COMPLET.

L'appareil *complet* est dévolu à la plupart des mollusques ; les céphalopodes, les gastéropodes en, sont pourvus.

Les articulés sont tous dans le même cas, excepté les cirrhopodes.

Les raies et les squales sont les seuls qui le possèdent chez les poissons.

Il se trouve chez la plupart des reptiles.

Les oiseaux, les mammifères, tous les animaux enfin qui opèrent l'accouplement, jouissent de cette partie adjonctive, qui n'est, du reste, que l'organe copulateur ou de fécondation intérieure.

Cependant il est une remarque importante à faire : la fécondation intérieure, qui a lieu toutes les fois qu'il y a des organes spéciaux de copulation, peut néanmoins se faire sans qu'il y ait une véritable introduction dans les organes génitaux femelles ; l'organe sensuel, chez le mâle, peut être réduit à l'état rudimentaire, à l'état d'une papille ; il suffit que le cloaque du mâle vienne s'appliquer sur celui de la femelle, comme on le voit chez les salamandres et un grand nombre d'oiseaux. Dans ces cas, c'est une aspiration élective qui amène la semence dans l'appareil génital, cette opération qui se fait directement dans les classes plus élevées par l'introduction pénienne.

Je dois dire asusi, à ce propos, que si l'on observe un simple affrontement des parties chez des animaux munis du sens copulateur, on voit, par opposition, une véritable copulation chez des êtres qui en sont dépourvus ; tels sont beaucoup de crustacés et de mollusques, qui, par le retournement de la portion terminale de leur canal déférent, déposent la liqueur séminale dans l'oviducte de la femelle.

CHAPITRE V.

INFLUENCE DU SENS GÉNITAL SUR L'APPAREIL PRIMITIF, OU CARACTÈRES DE L'APPAREIL COMPLET.

D'après cette rapide énumération, on voit qu'on peut ranger la série animale d'après la considération du nombre des organes génitaux, puisque les deux appareils semblent avoir un choix marqué ; que l'un appartient plus spécialement aux êtres supérieurs, et l'autre aux animaux inférieurs.

Comme ils ont un fond commun, il semblerait qu'il dût y avoir au moins analogie dans les parties semblables, que la différence seule pût résider dans la présence ou l'absence de l'organe copulateur.

Il n'en est pas ainsi.

Par l'adjonction de la troisième division, les ovaires et les testicules, avec leurs conduits excréteurs, ont acquis une plus grande élévation.

Ainsi les ovaires, qui, chez les êtres à appareil incomplet, sont multiples, ne sont plus que doubles et symétriques dans les classes élevées, ainsi qu'on peut s'en assurer chez les vertébrés, tandis que les actinomorphes, les tænias, les insectes, en présentent par centaines ; ces organes participent donc à l'élévation de l'appareil.

L'ovaire a complétement changé ses rapports avec l'oviducte, il s'est spécialisé ; tous les vertébrés, qui ont l'appareil complet, nous le montrent détaché dans la cavité abdominale.

Les oviductes s'individualisent à leur tour; ce ne sont plus des canaux presque inertes et sans action sur leur retentum, ils exercent sur le produit ovarien différentes modifications que nous examinerons plus tard.

Il en est de même du testicule, qui, comme l'ovaire, est multiple au bas de l'échelle ; il devient double seulement dans les classes supérieures.

Il y a cependant une différence en ce qui concerne ses relations avec le séminiducte ; il garde dans la série supérieure la position qu'il avait en bas, c'est-à-dire qu'il est toujours continu avec son conduit : aussi est-il considéré comme inférieur à l'ovaire ?

Il n'y a d'exception que pour les anguilles et les lamproies, qui, par une espèce de compensation, nous présentent des ovaires en continuité avec leur oviducte : ces poissons sont doublement exceptionnels.

Si l'oviducte prend un rôle personnel dans l'appareil complet, le séminiducte revêt aussi de nouvelles fonctions, il reçoit des glandes sur son passage ou se façonne en diverticulum sécréteur qui agit sur la liqueur séminale.

Quant au sens génital, il n'est pas complétement exclu chez les animaux inférieurs : on le trouve chez les insectes, auxquels il semble apporter une partie de leur élévation ; il existe aussi chez quelques hermaphrodites insuffisants.

Son rôle principal est d'exciter la fonction reproductrice, et d'opérer ensuite, le plus souvent, la copulation. Nous avons signalé déjà des exceptions à ce dernier rôle chez les oiseaux et les reptiles, c'est lorsqu'il est rudimentaire ; en même temps, nous avons parlé de quelques crustacés qui, dépourvus de cet organe, y suppléaient complétement par un artifice du séminiducte, tant il est vrai que la même fonction peut s'accomplir avec des organes différents.

Après avoir vu l'appareil primitif des animaux inférieurs s'adjoindre, chez les animaux supérieurs, une troisième division pour se transformer en ce que nous avons appelé *appareil complet*, nous nous sommes occupé des fonctions particulières à cette partie adjonctive, et nous croyons les avoir suffisamment indiquées en appelant tour à tour cette division *sens génital*, *appareil d'excitation*, *sens copulateur* ou de *fécondation intérieure*.

Nous avons dû, en outre, signaler les modifications que cette partie adjonctive semblait entraîner dans l'appareil primitif, qui, comme on sait, est composé de deux divisions.

Nous avons trouvé alors que, sous cette forme complète, l'organe formateur (testicule ou ovaire) se différenciait le plus possible de son conduit, et que celui-ci tendait à perdre ou perdait même en effet sa connexion organique avec l'organe formateur, et s'en séparait pour s'individualiser, ce qui est, comme nous avons dit, un signe de perfection.

Ce caractère d'individualisation n'est pas le seul que nous présente l'appareil complet; il nous fournira encore, si nous l'interrogeons dans le genre femelle, des caractères particuliers à l'aide desquels nous établirons de nouvelles classifications.

C'est dans un des groupes de cette classification que nous trouverons une nouvelle spécialisation de l'appareil reproducteur; cette spécialisation sera le dernier terme du perfectionnement et le caractère distinctif de la classe qui le présentera, c'est-à-dire des mammifères.

CHAPITRE VI.

VALEUR CARACTÉRISTIQUE DE L'OEUF AU POINT DE VUE ZOOCLASSIQUE : VARIÉTÉ DE L'APPAREIL COMPLET, APPAREIL SUPÉRIEUR.

Nous allons donc aborder les caractères différentiels, au point de vue génital, des animaux à appareil complet, pour arriver, par voie d'élimination et de classification en même temps, à un examen sur les modifications nouvelles que nous présenteront les organes sexuels des mammifères; ce sera une double enquête.

C'est par les différents caractères de l'œuf que nous établirons une différence entre tous les animaux qui sont rangés sous l'uniformité générale de l'appareil complet, depuis la sangsue et l'insecte jusqu'aux vertébrés supérieurs.

En effet, par cette seule question, l'œuf est-il complet? c'est-à-dire est-il capable de donner immédiatement un individu semblable à ses parents, nous mettons promptement hors de cause les insectes et les annélides, etc., qui, comme on sait, subissent des métamorphoses.

Si l'œuf est complet chez les poissons, les reptiles, les oiseaux et les mammifères, comment pourrons-nous les distinguer entre eux?

Une seconde question nous l'indiquera :

L'œuf est-il suffisant? c'est-à-dire renferme-t-il assez de matière nutritive pour permettre le parfait développement de l'embryon?

Les mammifères se séparent, sur ce point, des autres classes qui restent affirmativement debout en parfaite conformité sur la question.

Si nous voulons arriver à une particularisation plus précise, nous n'avons plus qu'à nous demander comment et où se fera l'incubation de cet œuf complet et suffisant.

Sur ce point, les poissons se distingueront en ce que leur incubation, extérieure comme celle des autres classes, solaire comme celle des reptiles, se fera dans le milieu où ils vivent, c'est-à-dire dans l'eau; les amphibiens les suivront après avoir quitté la place qu'on leur a assignée jusqu'ici à côté des reptiles, dont les éloignent d'ailleurs d'autres caractères plus importants; ces deux groupes, jusqu'à présent semblables, se différencieront par le moment de la fécondation, qui se fait chez les premiers *après,* et chez les autres *pendant* la ponte.

L'incubation des reptiles, *solaire* comme celle des poissons et batraciens, se fera *sur terre;* celle des oiseaux sera *maternelle.*

Voilà des modifications dans l'appareil génital bien tranchées et qui permettent même une bonne classification. On pourra aussi légitimer le passage des batraciens vers les poissons par d'autres caractères tirés de l'appareil génital et qui sont décisifs.

C'est ainsi que la composition de l'œuf des poissons et des batraciens est la même; la vésicule ombilicale suffit à leur développement, ils n'ont pas d'amnios ni d'allantoïde. Ce serait d'ailleurs un double emploi dans un cas et une inutilité dans l'autre ; car l'embryon naissant dans l'eau n'a pas besoin de liquide protecteur pour amortir les chocs extérieurs, et l'allantoïde étant un poumon, elle ne saurait convenir à un animal dont la respiration est branchiale.

Une modification comme celle que nous signalons ici, au sujet du renversement de deux classes depuis si longtemps consacrées, témoigne de l'importance que nous avons attribuée à l'appareil reproducteur.

Nous devons nous rappeler qu'en formant des groupes par l'inventaire que nous avons fait des différentes qualités de l'œuf, nous avons été forcé de laisser de côté les mammifères dès la deuxième question.

Cette question nous ayant appris que les mammifères avaient des œufs insuffisants, c'est-à-dire que leur vitellus ne pouvait mener à bonne fin le développement de l'embryon, une intervention inusitée est donc nécessaire pour venir à son secours ; c'est, en effet, ce qui a lieu. La mère, dépassant la faveur d'une incubation intérieure, entrera en communication intime avec lui par le moyen de la circulation et lui fournira les matériaux qui lui manquent.

Un acte physiologique si nouveau et si important à la fois entraînera, on le comprend, un changement profond dans la composition anatomique des organes génitaux ; c'est l'oviducte qui sera le siége de cette transfiguration.

Nous ne trouverons plus, comme chez les reptiles, oiseaux ou poissons, un tube étroit, à peu près de même épaisseur, de même calibre, ou légèrement renflé dans un point ; mais une ampliation considérable vers le milieu, une véritable poche à parois épaisses, située entre deux parties tubulaires, et d'un diamètre bien inférieur.

C'est qu'il ne s'agit plus pour l'oviducte de parachever l'œuf au sortir de l'ovaire, en lui donnant pour le protéger soit une enveloppe cornée ou calcaire doublée ou non d'albumine, soit l'avantage d'une incubation intérieure qui lui permettrait de se développer tranquillement dans le sein maternel, comme on le voit chez les ovo-vivipares (salamandre, squales, vipère).

Il y a bien quelque chose d'analogue au point de vue du fait seul de l'incubation intérieure, mais cette incubation a lieu dans des conditions bien différentes; il se produit ici une communication directe de l'œuf avec sa mère au moyen d'une greffe utéro-placentaire. L'embryon est entretenu et développé par la circulation maternelle, qui le tient sous sa dépendance complète.

Il n'en est plus de même du petit de l'ovo-vivipare, il vit aux dépens du vitellus suffisant qui lui a été octroyé primitivement dans l'œuf; il ne jouit réellement que d'un droit d'hospitalité.

Dans cette classe, non-seulement l'œuf est nourri dans l'intérieur de l'appareil génital jusqu'à l'éclosion du nouvel être, mais celui-ci tire encore au dehors sa nourriture du corps de sa mère, qui est toujours pourvue de mamelles, au moyen desquelles elle l'allaite pendant les premiers temps de sa vie; c'est cette caractéristique tirée de l'appareil reproducteur qui a valu à ce groupe le nom de *mammifères*.

Si nous comparons cet appareil aux deux précédents, nous verrons qu'il ressemble à l'appareil complet, que sa division moyenne, l'oviducte, s'est seulement particularisée en un point, et qu'elle a gagné en élévation.

On pourrait, à la rigueur, regarder cette modification comme une variété de l'appareil complet; mais je crois qu'il vaut mieux en faire un type à part et distinct, que nous appellerons *appareil supérieur*, nom qui serait doublement justifié; d'une part, parce qu'avec lui la formation et la vie du nouvel être sont bien plus assurées que dans les deux premiers appareils; de l'autre, parce qu'il se présente chez le groupe le plus élevé de l'échelle.

Si nous voulons nous résumer, nous dirons donc :

1° Que l'appareil *incomplet* (ovaire et oviducte) répond à l'organisation la plus simple, aux animaux d'un ordre inférieur;

2° Que l'appareil *complet* (ovaire, oviducte, sens génital) appartient à des êtres plus parfaits, aux insectes, aux vertébrés inférieurs ;

3° Que l'appareil supérieur (appareil complet dont l'oviducte s'est plus spécialisé) caractérise les mammifères, la classe qui domine la série animale.

En voyant ainsi monter ou descendre l'organisation suivant la hauteur ou l'abaissement des organes génitaux, on ne saurait, on le voit, pas plus nier la toute-puissance de ces derniers sur les *espèces* que sur les *individus*.

CHAPITRE VII.

ANALOGIE DES DEUX GENRES D'APPAREIL.

Nous avons déjà dit précédemment que Galien, frappé de la ressemblance extrême des deux appareils génitaux, avait comparé entre eux le testicule et l'ovaire; cette similitude est si parfaite, en effet, chez les mollusques, que pour ne pas se méprendre, il faut s'adresser aux produits et recourir au microscope.

On peut poursuivre, chez les animaux supérieurs, le même parallélisme, et si chez eux l'œuf, au lieu d'être réduit à ses parties essentielles, s'enveloppe d'une couche albumineuse et d'une coquille avant d'être expulsé, le sperme, de son côté, se trouve mêlé à divers liquides sécrétés sur son passage; ces substances complémentaires proviennent de parties analogues (dilatations de l'oviducte, plicatures et dilatations du spermiducte).

Ces modifications des canaux excréteurs ne sont que le premier degré d'un état plus accusé dans l'appareil supérieur; ainsi l'utérus des mammifères modifie plus l'œuf primitif que le renflement de l'oviducte du reptile et de l'oiseau, et leur vésicule séminale est plus qu'un réservoir, c'est une véritable glande.

Leur partie adjonctive ou sens génital est également comparable et formée des mêmes éléments. Le pénis, qui en est l'organe principal chez le mâle, répond au clitoris chez la femelle, sous tous les rapports : ainsi, quand l'un est divisé (marsupiaux, tardigrades), l'autre l'est aussi; si l'un renferme un os pour avoir plus de rigidité (ours, lion), l'autre en possède un également. Il y a conformité, corrélation absolue.

Une analogie si complète n'a échappé à personne, elle est reconnue par tous les savants; mais, si tous sont d'accord sur certains points, tels que l'ovaire et le testicule, il s'en faut beaucoup qu'il en soit de même sur les autres.

C'est sur l'appareil de l'homme qu'on s'est le plus exercé, et comme il est un des plus compliqués, il n'est pas étonnant qu'il y ait eu de grandes divergences dans les opinions.

Ainsi Rosenmüller compare les oviductes aux vésicules séminales, et les ligaments de l'ovaire aux canaux déférents.

Meckel, Carus, mettent la prostate et la matrice en parallèle.

Burdach assimile la première aux mamelles.

Blainville dit que les petites lèvres sont l'analogue du scrotum; d'autres prétendent que ce sont les grandes lèvres.

M. Kobelt, qui a fait d'une manière très-détaillée l'anatomie et la physiologie du sens génital, met le vagin dans le sens génital, et en l'accolant au clitoris, il lui donne le pénis pour correspondant : il rappelle le parallèle de Galien, en vertu duquel le vagin ne serait qu'une verge retournée comme un doigt de gant, et semble être de cet avis.

Cette dernière opinion paraît, il faut le dire, dominante; Burdach la donne aussi : c'est la seule que j'aie entendu énoncer dans l'enseignement de la Faculté, dans une analyse très-rapide, il est vrai.

Cette uniformité de vue sur ce point, qui nous semble une erreur, et les nombreuses divergences que nous avons signalées sur les autres, nous déterminent à présenter un parallèle différent, que nous croyons plus vrai. Cette croyance sera notre excuse.

SECONDE PARTIE.

PARALLÈLE DE L'APPAREIL GÉNITAL DANS L'ESPÈCE HUMAINE.

Nous commencerons par l'organe producteur (testicule, ovaire); ce sera la première division.

La deuxième, formée par les canaux excréteurs (oviducte, séminiducte), sera ensuite l'objet de notre examen.

Enfin nous terminerons par la troisième divison, par le sens génital (pénis, clitoris, et leurs accessoires).

Ces trois divisions sont nettes et tranchées :

Le testicule et l'ovaire se distinguent très-facilement de leurs canaux excréteurs;

La division moyenne commence avec ces mêmes canaux et finit à leur point de confluence dans l'appareil urinaire;

La troisième division commence à cet abouchement et se termine au dehors; rien n'est plus clair.

L'anatomie et la physiologie classiques étant suffisantes pour traiter la question, nous nous abstiendrons de toute description anatomique, et si nous cherchons quelque appui dans l'anatomie comparée ou les monstruosités, nous procéderons plutôt par indication que par voie de dissertation.

Nous n'en dirons pas autant de l'embryogénie, qui résout à elle seule presque toutes les questions.

Cela dit, nous allons entrer rapidement en matière et mettre en présence les organes de formation qui constituent la première division.

1re DIVISION.

Testicule, ovaire.

1° Ces deux organes naissent à la même place ; ils sont situés à la partie interne des corps de Wolff, et ne peuvent être différenciés à cette époque.

Si plus tard, chez les mammifères, les testicules abandonnent la cavité abdominale pour tomber dans le scrotum, on ne doit point s'étonner de cette différence apparente ; les ovaires suivent quelquefois cette voie et traversent l'anneau. Le rat, l'écureuil, la chauve-souris, nous présentent chez cet organe des alternatives de rentrée et de sortie; d'autres animaux (monotrêmes, daman, éléphant) l'ont, comme l'ovaire, renfermé dans l'abdomen.

2° Tous deux sont organes de formation, et fournissent les deux produits essentiels indispensables à la procréation du germe, source de l'être nouveau; sans eux plus d'appareil, plus de sexe.

La constitution de l'ovaire est plus élevée que celle du testicule, car elle est de forme vésiculaire, ainsi que son produit; le testicule reste chez les animaux supérieurs ce qu'est l'ovaire dans les classes inférieures, il garde la forme tubuleuse: cette différence n'exclut pas l'analogie, car tous deux sont fatalement nécessaires.

3° Le volume est à peu près le même, la forme est ovalaire.

Leur nombre est corrélatif: doubles dans les classes supérieures, ils sont impairs chez l'écrevisse, la blennie vivipare, multiples chez les insectes; chez les oiseaux, un testicule est atrophié, parce qu'il n'y a qu'un ovaire. Les deux organes se suivent si bien, sous tous les points de vue, que tous les anatomistes sont d'accord sur leur homologie. Il n'en est pas de même de la division suivante.

DIVISION MOYENNE.

Oviductes, séminiductes.

Cette division peut être considérée comme un appareil de jonction ou de communication avec les organes précédents.

Elle a pour fonction d'opérer l'évacuation plus ou moins immédiate des produits qui lui sont confiés, après les avoir toutefois diversement modifiés.

Dans l'animalité, cet appareil se présente sous deux points de vue : tantôt il est simple ou homogène, c'est-à-dire formé d'un tube à peu près uniforme dans sa longueur ; tantôt au contraire il est compliqué ou hétérogène, c'est-à-dire constituant un système de parties dont quelques-unes sont plus développées et prédominantes.

Chez les animaux supérieurs, ces parties sont au nombre de quatre ; on les divise ainsi dans les deux sexes :

1° *Appareil féminin.*		2° *Appareil masculin.*	
Oviducte.	Pavillon.	Séminiducte.	Épididyme.
	Trompe.		Canal déférent.
	Utérus.		Vésicules séminales.
	Vagin.		Canaux éjaculateurs.

L'analogie des quatre parties de chaque appareil ne sera bien comprise que si nous connaissons leur développement ; pour cela il faut remonter à leur époque de formation, consulter l'embryogénie. En nous faisant connaître leur état primitif et leurs transformations ultérieures, cette science nous permettra ainsi de procéder du simple au composé et d'établir sûrement la comparaison.

Les oviductes et les séminiductes sont, dans les premiers temps de la période embryonnaire, représentés par des canaux situés à peu de distance des organes qu'il doivent desservir (ovaire, testicule) ; ils descendent à peu près verticalement sur les bords externes du corps de Wolff, accolés à son conduit pour venir déboucher dans le cloaque, indépendamment de celui du côté opposé.

A cette période, ils sont simples, tout d'une venue, semblables et indépendants; on ne saurait, en aucun point, trouver une différence capable d'accuser les sexes.

Mais bientôt un travail particulier va s'opérer à leur extrémité supérieure, ainsi qu'à leur extrémité inférieure ou dans leur partie moyenne ; il sera permis alors de pouvoir qualifier le genre auquel ils appartiennent.

I. *Modification de l'extrémité supérieure des deux conduits.* — 1° *Séminiducte.* L'ouverture du séminiducte, libre et indépendante jusque-là, se rapproche du testicule par le raccourcissement d'un ligament intermédiaire, et s'unit à lui par des vaisseaux transversaux; bientôt il y a abouchement avec les conduits séminifères; l'épididyme se forme aux dépens des vaisseaux qui sont interposés entre lui et le testicule, et son canal flexueux est constitué par les circonvolutions du canal déférent, qui vient se pelotonner à ses côtés.

Telle est la création de cette partie renflée, intermédiaire au testicule et au séminiducte, qu'on appelle l'épididyme.

2° *Oviducte.* L'extrémité supérieure de l'oviducte est, à la même époque, le siége d'un travail analogue; elle s'évase en entonnoir, sans toutefois contracter d'adhérence avec l'ovaire, à distance duquel elle se maintient toujours. Plus tard cet entonnoir, qu'on appelle pavillon, revêt la forme déchiquetée qu'on lui connaît; c'est une main qui devra recevoir le produit ovarien dans sa chute, et qui viendra même le saisir sur place.

Le pavillon joue donc le rôle de conduit comme l'épididyme; mais ces deux organes doivent avoir une autre fonction, car, s'ils n'étaient que des agents de transmission, ils n'auraient pas leur raison d'être ; les canaux primitifs suffiraient, comme ils suffisent chez les invertébrés et chez les poissons. Il faut bien croire qu'en se spécialisant ainsi à leur partie supérieure, ces conduits se sont élevés à la hauteur d'un organe, d'un modificateur des produits germinatifs. Quelle peut être cette modification ? On ne la connaît guère ; on sait seulement que le pavillon, après avoir reçu l'ovule, le revêt d'une couche albumineuse, que celui-ci conserve dans l'intérieur de la trompe jusqu'au réservoir qui l'attend.

Il est bien supposable que l'action de l'épididyme est la même, car tout semble démontrer leur analogie.

L'embryogénie, en effet, nous les présente naissant au même point et à la même époque et dans les mêmes rapports de voisinage.

L'anatomie comparée nous apprend qu'ils sont en complète solidarité dans la série animale, et que dans les espèces ils marchent parallèlement et ne paraissent pas l'un sans l'autre. Partout où l'on trouve un épididyme, il y a un pavillon tubaire, et réciproquement.

Comme ils n'existent que chez les animaux supérieurs (reptiles, oiseaux, mammifères), ils doivent être regardés comme un véritable perfectionnement. Ils sont, en effet, plus distincts chez les mammifères que chez les autres vertébrés ; plus leur développement est accusé, plus l'espèce à laquelle ils appartiennent est élevée.

Les données embryogéniques et les considérations d'anatomie comparée nous décident à ne pas les regarder comme de simples conducteurs ; nous croyons à leur action sur les produits germinatifs, partant à leur équivalence sous ces rapports.

II. *Modification de l'extrémité inférieure des conduits primitifs. — Oviducte.* Quand cette partie devient le siége de quelque travail nouveau, on ne doit pas, comme dans le cas précédent, en attendre le développement, pour connaître le sexe auquel il se rapporte ; à la moindre modification vers la partie inférieure des deux conduits, on doit savoir qu'il s'agit d'un appareil féminin.

Cette modification consiste dans la fusion des deux canaux en un seul, sur une étendue variable, suivant les espèces, mais qui va chez la femme jusqu'à la moitié de leur longueur. Par la disparition de la cloison intermédiaire, il ne reste plus qu'un tube simple inférieurement, et qui présente deux branches à sa partie supérieure, d'un calibre plus petit.

Bientôt, au point de rencontre des deux branches, on aperçoit un renflement prononcé qui se convertit en une poche à parois épaisses, qui a été comparée à une petite outre (utérus).

Cette poche est d'abord le réservoir de l'œuf ; il s'y attache ensuite et s'y greffe, pour recevoir de la circulation maternelle la nourriture que l'ovaire lui a refusée, et tout le bénéfice d'une digestion et d'une hématose personnelles.

Au-dessous de cette poche, se remarque un pédicule tubuleux qui fait contraste par son petit diamètre et la minceur de ses parois : c'est le vagin ; il est formé par la partie inférieure des anciens conduits qui se sont fondus ensemble, il débouche comme eux dans la subdivision antérieure du cloaque, c'est-à-dire dans la cavité uro-génitale.

Si l'on veut, après ces changements survenus dans la partie supérieure et inférieure de l'oviducte, faire l'analyse des parties qui le constituent, on trouvera, en procédant de haut en bas, quatre parties bien distinctes par leur forme et leur développement. Ce seront :

1° Le pavillon, sur lequel nous nous sommes suffisamment arrêté ;

2° La trompe ou conduit qui mène à l'utérus ;

3° L'utérus, qui est un réservoir et une poche nourricière en même temps ;

4° Le vagin, qui est le canal excréteur du produit germinatif modifié.

Voyons maintenant quelles sont les modifications du *séminiducte.*

Nous constaterons d'abord une différence capitale (1), c'est qu'ils ne se réunissent pas; ils restent séparés dans toute leur longueur, et débouchent à côté l'un de l'autre dans la cavité uro-génitale, comme le fait le vagin; ils gardent donc leur état primitif, mais bientôt leur partie moyenne présente un pelotonnement particulier : ce sont des plicatures qui, en multipliant la surface, forment à la fois un réservoir et une véritable glande; ce réservoir glandulaire modifie en même temps la sécrétion testiculaire qui vient s'y loger.

La sécrétion des vésicules séminales se produit sous l'influence de l'excitation vénérienne, comme celle du sperme lui-même; elle en est tout à fait indépendante, ainsi qu'on a pu le constater chez les individus qui ont subi la castration.

On sait qu'elle entretient, chez les personnes dont l'épididyme est oblitéré, l'illusion de la puissance génitale. Quelle peut être son action sur le sperme ? Inconnue dans son essence, elle ne se manifeste à l'observateur que par la teinte blanche qu'elle lui communique ; c'est tout ce que nous en connaissons.

Par ces faits, nous sommes donc amené à conclure : que les vésicules séminales jouent à la fois, vis-à-vis l'élément germinatif mâle, un rôle de réservoir et de modificateur, et que ce rôle n'est pas sans analogie avec celui de l'utérus dans ses rapports avec l'élément germinatif femelle.

D'après ces faits, on pourrait donc considérer aussi le séminiducte comme composé de quatre parties distinctes et comparables à celles de l'oviducte, et dire, d'une manière générale, que les deux produits génitaux (sperme, ovule), reçus et modifiés par l'épididyme ou le pavillon tubaire, traversent deux canaux (trompe, canal déférent) pour se rendre dans un réservoir (utérus, vésicules séminales); que là ils subissent une transformation spéciale au

(1) M. le Dr Dupré, professeur particulier d'anatomie, a signalé un cas où les conduits éjaculateurs étaient confondus à partir des vésicules séminales.

bout d'un temps variable, et tombent dans la cavité uro-génitale, après avoir traversé l'extrémité inférieure, simple ou double, des conduits primitifs.

Ainsi éclairé par l'embryogénie et la physiologie, il est bien difficile de ne pas admettre la complète équivalence des quatres parties qui composent les deux genres d'appareil génital.

La réunion des oviductes dans leur moitié inférieure est loin d'être un obstacle à cette généralisation, surtout quand on sait par l'embryogénie qu'elle n'existait pas primitivement, et qu'elle est un produit de seconde formation, particulier aux mammifères seulement, comme nous l'indique l'anatomie comparée.

Cette science, en effet, nous apprend que les deux genres d'appareil sont divisés et en parallélisme complet chez tous les invertébrés, et même chez la plupart des poissons, reptiles et oiseaux.

Cette réunion des oviductes ne se fait que par gradation insensible chez les animaux les plus élevés.

On peut, en effet, d'après l'étendue de la réunion des oviductes, connaître avec justesse la hauteur organique d'une espèce quelle qu'elle soit.

C'est ainsi, par exemple, que les mammifères les plus inférieurs (ornithodelphes, kangouro) sont ceux dont l'oviducte est complétement séparé; ils ont bien un renflement (1) de l'oviducte, qui est le rudiment de la matrice, mais il n'y a pas d'union entre ces deux parties. Chez les rongeurs, le vagin seul est commun; les deux renflements ou matrices que présente l'oviducte sont complétement

---

(1) La production d'un organe principal par l'augmentation de volume d'un conduit cylindrique n'est pas seulement particulière à l'appareil génital : le cœur est, dans le principe, un cylindre plein qui se creuse, se courbe en S, se tord, s'étrangle en un point, pour s'élargir en forme de poche.

Une modification analogue produit l'estomac aux dépens de l'intestin, la vessie aux dépens de l'ouraque.

séparés : aussi ces animaux sont-ils au bas de l'échelle des mammifères. Plus on s'élèvera, plus ces renflements se confondront. La matrice est à deux corps (ruminants) ou à deux cornes (solipèdes) ; enfin uniloculaire et complétement globulaire chez la femme et quelques quadrumanes.

C'est chez la femme que cette disposition est la plus accusée ; la fusion la plus étendue de son appareil et la concentration plus grande de son utérus justifient donc sa préséance sur tous les animaux.

Si grande que soit cette simplification on peut toujours remonter à ses éléments, et si l'embryogénie ou l'anatomie comparée pouvaient laisser quelque doute à ce sujet, l'anatomie pathologique viendrait nous éclairer sur ce point, et nous prouver que les lois générales de l'organisation, que l'unité de plan, en un mot, règnent encore chez les espèces qui semblent même faire exception. Ainsi la femme, dont le type particulier est la fusion complète des deux renflements de la matrice, nous montrera quelques cas anormaux qui la feront rentrer dans la loi générale de la division des oviductes, dont elle s'éloigne plus que tous les autres mammifères.

Elle abandonnera la forme supérieure de son appareil génital pour revêtir celle des espèces inférieures. L'utérus, dont la forme globulaire est un symbole de supériorité organique, pourra être, en suivant une dégradation croissante :

1° Cordiforme échancré, comme chez les makis et les édentés ;

2° A 2 fonds (solipèdes);

3° A 2 corps (ruminants);

4° A 2 corps et à cols réunis inférieurement (phoques, carnassiers);

5° Double et complétement séparé (rongeurs).

Enfin le vagin peut aussi garder plus ou moins complétement son état primitif et rester double, comme chez les marsupiaux, les ornithodelphes. La science possède sur cette dernière disposition plusieurs exemples, dont les plus saillants sont tirés de deux observations de M. Depaul, d'une autre de M. Décès, enfin d'une dernière de

M. Leroy (de Versailles). Dans ces observations, l'appareil est complétement double, le vagin est ou cloisonné (Depaul) ou séparé (MM. Décès, Leroy).

Ces faits sont plus que suffisants pour démontrer que la réunion ou la séparation des deux côtés de l'appareil féminin est indifférente par elle-même, et que, dans l'un et l'autre cas, cet appareil peut toujours être comparé à celui de l'autre sexe.

Cette comparaison faite jusqu'ici d'un appareil à l'autre sur deux individus différents emprunte une bien plus grande force, quand on voit sur le même individu deux testicules et deux ovaires, comme l'a observé Hunter dans les ânes et les ruminants, et Laumonier dans l'espèce humaine.

Dans quelques cas, on ne voit qu'un appareil, mais il présente les deux sexes à la fois : ainsi il y a d'un côté un testicule, et de l'autre un ovaire; leur position peut être inverse, l'ovaire pourra être dans l'anneau, et le testicule restera dans le bassin. Rudolphi, Verdier et Pinel, ont trouvé le testicule à droite et l'ovaire à gauche; Maret et Sue ont rencontré la disposition contraire.

Ces dernières observations doivent achever la conviction, si elle n'était pas complète, et nous croyons n'avoir pas besoin de nouveaux arguments pour avoir le droit de conclure :

1° Que la division moyenne des appareils génitaux, l'oviducte et le séminiducte, sont composés de parties parfaitement corrélatives et analogues entre elles;

2° Que l'épididyme et le pavillon tubaire doivent modifier l'élément germinatif;

3° Que la trompe et le canal déférent conduisent cet élément modifié à son réservoir ;

4° Que ces réservoirs (vésicules séminales, utérus) sont en même temps des modificateurs plus puissants ;

5° Que les conduits éjaculateurs et le vagin sont les conduits excréteurs du produit complétement modifié, et qu'aboutissant tous deux à la cavité uro-génitale, ils forment la dernière section des oviductes et des séminiductes.

3e DIVISION DE L'APPAREIL GÉNITAL.

Sens génital ou copulateur.

Nous avons terminé la fin de la division moyenne; il s'agit maintenant d'entrer dans l'examen de la troisième division, qu'on peut appeler aussi *division externe :* c'est celle que constitue le sens génital.

Il conviendra d'abord de jeter un coup d'œil sur la cavité où viennent se rendre simultanément les appareils urinaire et reproducteur (oviducte, séminiductes).

Formée aux dépens du cloaque par la descente de la cloison intermédiaire à l'ouraque et au rectum, elle présente à considérer : 1° à l'extérieur, une ouverture linéaire, longitudinale, qui est la même dans les deux sexes ; 2° dans sa profondeur, une large communication avec l'ouraque, qui devient bientôt la vessie ; c'est sur les bords de cette communication que viennent déboucher l'oviducte ou les séminiductes. Le fond de cette cavité présente donc les orifices de deux appareils internes.

La vessie, presque verticale dans le principe, s'enfonce bientôt dans le bassin; en se renversant en arrière, elle pousse en avant son col sous l'arcade pubienne ; les oviductes et les séminiductes, qui suivent ce mouvement, restent un peu en retard, et amènent avec eux le fond de la cavité uro-génitale, qui a opéré ainsi un mouvement de descente analogue.

Nous allons voir les modifications que vont subir dans la formation des sexes l'ouverture et le fond de cette cavité ; la connaissance de ces faits suffira pour jeter les bases certaines d'une analogie parfaite.

Commençons par l'ouverture extérieure.

Semblable dans les deux sexes, comme nous l'avons dit plus haut, cette cavité nous offre à son angle supérieur un petit corps saillant formé de deux moitiés qui, en se soudant, ont laissé entre elles un sillon inférieurement ; ce petit corps cylindrique et cannelé est couvert d'un capuchon muqueux, dont les bords pendants semblent s'écarter en arrière, vers les côtés de l'ouverture uro-génitale.

Si cette gouttière persiste, on voit ce cylindre s'infléchir sur lui-même; les bords flottants de la petite coiffe muqueuse descendent avec lui, tout en s'écartant de plus en plus, gagnent en s'effilant le fond de la cavité uro-génitale, et forment, par leur union au-dessous de l'orifice génital, un repli muqueux qui obture plus ou moins cette ouverture.

Quel est ce petit corps saillant qui s'est infléchi, recourbé? C'est le clitoris.

Quels sont les bords muqueux qui l'ont accompagné sur les côtés? Ce sont les petites lèvres qui, en s'unissant au pourtour du vagin, ont formé l'hymen.

On voit, par ces seuls détails, qu'il y a eu dans ce cas particulier formation de l'appareil sensuel féminin.

L'inclinaison du clitoris, dont le volume est resté le même, la descente des petites lèvres, n'ont pas, comme il est facile de le comprendre, obturé l'ouverture de la cavité uro-génitale ; elle est restée libre.

Les changements ont donc porté seulement sur le fond de cette cavité, et ils consistent dans le tracé d'un espace ovalaire qu'a décrit le bord adhérent des petites lèvres : dans cet espace, se trouvent renfermés, en procédant de haut en bas, le clitoris, le canal de l'urèthre, et le vagin. Il ne faut pas oublier ce point capital; car nous verrons ces trois organes, dans d'autres circonstances, se réunir en un seul, et recevoir la même enveloppe extérieure.

Pendant que le clitoris s'abaisse ainsi sur lui-même, et que les nymphes descendent en bas pour se réunir vers la partie inférieure et profonde de la cavité uro-génitale, on voit un changement très-sensible dans les deux bourrelets muqueux considérables qui se trouvent en dehors et sur les côtés de l'ouverture extérieure ; ils s'affaissent, rentrent sur eux-mêmes en dedans, et vont doubler le pli cutané qui devra former les grandes lèvres. C'est ce boursouflement muqueux que les auteurs appellent, souvent à tort, la grande lèvre ; elle n'en est que la muqueuse. Les grandes lèvres s'unissent en haut et en bas, elles sont libres dans leur partie moyenne, et s'appliquent sur les nymphes qui leur sont concentriques ; l'ouverture de la cavité n'est donc point obturée.

Voyons maintenant ce qui se passe quand la gouttière dont nous avons parlé vient à se former.

La partie saillante prend un grand développement, au lieu de rester stationnaire ; elle s'allonge et s'élève vers l'ombilic, au lieu de s'infléchir ; les bords de son capuchon muqueux, loin de s'écarter, se réunissent et respectent le sillon primitif, de telle sorte que le petit cylindre cannelé se trouve converti en tube.

Pour opérer l'investissement de ce tube, qui grandit si vite, la coiffe muqueuse qui le recouvrait s'est étirée considérablement en avant et en haut, pour former un limbe mobile à son extrémité (*prépuce*), dont le bord libre présente à sa partie inférieure, c'est-à-dire sur la ligne de jonction des deux côtés, un repli formé par l'adossement des deux muqueuses : c'est le frein.

Par ce travail organique, la partie supérieure de l'ouverture uro-génitale s'est fermée. Nous allons voir que cette occlusion se continue à la partie inférieure : en effet, les deux gros bourrelets qui, comme dans le cas précédent, se trouvaient en dehors et sur les côtés de l'ouverture, participent au mouvement de l'entourage ; ils se boursouflent davantage et s'unissent, sans se confondre, sur la ligne médiane, où leur soudure fait suite à celle des bords de la gouttière qui est au-dessus. Il n'y a donc plus d'ouverture, mais une double poche destinée à loger les testicules vers l'époque de la naissance : c'est ce qu'on appelle scrotum. Nous parlerons plus loin des changements qui sont survenus sur le fond de la cavité.

Que s'est-il passé dans ces transformations? Quels sont ces nouveaux organes? Le petit corps cylindrique qui s'est si rapidement développé en se portant en haut est le pénis; le pli muqueux qui s'est allongé pour lui servir d'enveloppe est la peau pénienne, dont la partie antérieure mobile forme le prépuce.

Il y a eu, en un mot, formation de l'appareil sensuel masculin.

Si nous comparons les deux genres d'évolution des organes qui se sont développés autour de l'ouverture uro-génitale, nous constaterons, au premier coup d'œil, que le pénis et le clitoris sont les deux analogues; chez l'un le développement s'est continué, chez l'autre, au contraire, il s'est arrêté, et les plis du manteau muqueux qui les couvrait ont obéi respectivement à ces conditions contraires. Le clitoris, en se courbant sur lui-même et sur son ouverture, n'a pas permis, en effet, aux bords de sa gouttière, c'est-à-dire aux petites lèvres de se réunir entre elles; elles se sont bornées à descendre sur les côtés de cette cavité, pour aller décrire sur son fond un espace elliptique ou ovalaire, où viennent déboucher les appareils génital et urinaire. C'est dans cet espace que se fait le passage des deux produits; c'est pourquoi il fait le fond d'une cavité qu'on a appelée, pour cette raison, vestibule, et, pour le dire en passant, ce vestibule, chez la femme, n'est que la cavité uro-génitale, modifiée légèrement sur ses bords.

Les petites lèvres, en descendant, se sont donc écartées pour laisser libre l'ouverture urèthrale, qu'elles n'ont pas continuée, comme dans l'appareil masculin, et elles ont par ce fait respecté l'ouverture uro-génitale, dont elles ont seulement garni les bords.

Il n'en est pas de même dans l'appareil masculin; la coiffe muqueuse du corps pénien s'allonge avec lui, et ses bords, au lieu d'être divergents, se soudent entre eux, et lui forment à la fois un fourreau et un tube vasculaire à la place de la gouttière qu'il portait auparavant. Ce tube est, comme l'espace ovalaire décrit par l'insertion des nymphes, le rendez-vous commun des produits urinaires et génitaux : c'est un véritable vestibule aussi, mais il est *tubiforme;*

on peut l'appeler ainsi, par opposition à celui du sexe féminin, dont l'ouverture est *fissiforme*. L'urèthre pénien est, sous ce rapport, l'analogue du vestibule chez la femme.

Si nous continuons l'examen du bord libre des petites lèvres ainsi que celui du prépuce, nous verrons qu'au point de jonction de leurs deux moitiés ils présentent un repli muqueux formé par la réunion des deux muqueuses droite et gauche, et qu'on a appelé hymen chez la femme et plus judicieusement frein chez l'homme : ce sont en effet deux replis modérateurs. Ces deux replis sont donc en conformité complète, aussi bien au point de vue embryogénique qu'au point de vue physiologique.

Pour en finir avec le bord libre des nymphes et du prépuce, il est bon de faire remarquer que, malgré leur grande différence en longueur, leurs rapports sont les mêmes, car le limbe du prépuce renferme dans son aire les mêmes organes que celui des nymphes, c'est-à-dire pénis ou clitoris, vestibule ou urèthre pénien, et les appareils urinaires et reproducteurs.

On le voit, toute la différence se réduit à une question d'élongation, et, en effet, rien n'est plus facile que de transformer l'appareil féminin en appareil masculin. Il suffira de donner, par la pensée, au clitoris un volume plus considérable et une direction élevée, puis de saisir les petites lèvres par leur pourtour pour les amener à envelopper tout le corps du clitoris; de cette manière, cet anneau s'allongera avec son bulbe et ses vaisseaux intermédiaires, qui iront s'accoler au clitoris, pour former avec sa gouttière un canal commun aux produits génitaux et urinaires. Ces parties auront ainsi revêtu la forme qu'on rencontre chez l'homme, mais la partie inférieure du vestibule sera encore ouverte.

L'occlusion se complétera, si la muqueuse de la grande lèvre, obéissant à la tendance de projection du clitoris et des nymphes, vient à se boursoufler; elle formera alors une saillie, une poche qui, en s'unissant à celle du côté opposé, fermera la partie inférieure de l'ouverture vestibulaire.

Nous n'avons plus maintenant qu'à faire descendre l'ovaire pour avoir extérieurement les apparences d'un appareil masculin; mais cela ne suffira pas, il faudra qu'il se fasse une autre transformation au dedans. Le vagin, diminué de calibre, devra se rapprocher de l'orifice vésical, pour s'y réunir, et pour que ces deux canaux s'inosculent avec l'urèthre clitoridien, la formation d'une portion intermédiaire sera de toute nécessité; c'est cette soudure que nous regarderons comme l'analogue de la *portion membraneuse de l'urèthre.*

Ce travail de concentration et d'inosculation, que nous avons supposé théoriquement nécessaire pour opérer la masculinisation du sexe féminin, nous semble exister de fait quand l'appareil masculin prend son développement définitif.

Nous pensons, en effet, qu'après la formation du pénis et sa projection en haut et en avant, il se produit au fond de la cavité embryonnaire ou uro-génitale un entraînement analogue à celui que j'ai supposé au fond du vestibule de la femme dans l'hypothèse précédente; cet entraînement a pour but d'ajuster le canal du pénis avec celui de la vessie, et les orifices des séminiductes.

Mais, pour arriver à ce but, ces derniers ont besoin de se rapprocher beaucoup de l'urèthre vésical, qui est plus haut et en avant. La muqueuse du fond de la cavité embryonnaire se condense dans ce mouvement de concentration, ainsi que les glandules qu'elle présente autour de l'orifice de ses trois conduits; il en résulte une conglomération de glandules, qui constituera pour nous le manchon glandulaire péri-uréthro-génital, qu'on appelle la prostate.

Ce mode de formation de la prostate ne nous semble pas une idée hasardée; nous la croyons très-possible, en présence des changements dont les bords et le fond de la cavité embryonnaire sont le siége, lorsqu'il y a formation du sens génital mâle.

Cette glande ne serait donc que la condensation des glandules qu'on rencontre autour de l'urèthre et des orifices génitaux chez l'embryon, au fond de la cavité uro-génitale, lesquels glandules restent à leur place au fond du vestibule de la femme, autour de l'urèthre et du pourtour du vagin.

Il y a donc pour nous prostate chez la femme comme chez l'homme, et la forme conglomérée ou disséminée de cette glande dépend de la confluence plus ou moins complète des deux appareils génital et urinaire, qui rapprochent ou laissent à leur place les glandules qu'on trouve répandus autour de l'orifice de ces conduits, au fond de la cavité embryonnaire ou uro-génitale.

Lorsque, dans ce mouvement, la convergence des deux canaux en un seul s'est opérée, il faut que ce canal s'abouche avec l'urèthre pénien; pour cela il faut un tube intermédiaire, il y aura alors formation de la *portion membraneuse* de l'urèthre.

Cette manière de voir n'a rien qui puisse être en opposition avec les lois de l'embryogénie, et les deux appareils apparaîtront ainsi avec un cachet d'analogie complète.

D'après ce que nous avons dit de l'évolution des deux gros bourrelets muqueux, qui se trouvent en dehors et sur les côtés de l'ouverture uro-génitale, il est facile de voir que le scrotum correspond à la muqueuse de la grande lèvre, et non à la grande lèvre, comme on le dit à tort ; généralement le scrotum garde, en effet, le cachet de son ancien état, il est foncé en couleur, glabre et onctueux, comme le sont les muqueuses exposées à l'air. La face cutanée de la grande lèvre présente, comme on le voit, des caractères opposés de tout point.

La peau pénienne et le prépuce sont dans le même cas, leur aspect trahit également leur origine.

Je n'insisterai pas sur l'homologie du pénis et du clitoris; on sait que ces organes sont formés des mêmes éléments, et qu'ils ne sont que les degrés différents d'un même organe. Ils sont composés de deux parties distinctes : l'une, qui est le siége de la sensualité, se compose d'un gland, de vaisseaux de communication, et d'un bulbe qui est un réservoir. Cet appareil hydraulique, dont le muscle bulbo-caverneux est le principal moteur, se trouve être *tubiforme* chez l'homme, et *divisé* chez la femme; l'autre, la partie accessoire qui sert de charpente, de soutien au sens génital, est également un appareil hydraulique qui est mis en action par un muscle semblable dans les deux sexes : c'est le muscle ischio-caverneux. Ce dernier appareil est simple dans les deux cas, et ne varie que par la différence de volume.

Ceux qui voudraient avoir des détails sur la structure et l'équivalence des parties constitutives du pénis et du clitoris pourront consulter avec fruit le mémoire de M. Kobelt, dont j'avais trouvé la conclusion naturelle avant de l'avoir connu.

Il n'est pas besoin de faire appel à l'anatomie comparée, de dire, par exemple, que ces deux organes dans les espèces se suivent régulièrement, que si l'un est fendu (ornithorynques, marsupiaux), l'autre l'est également, que s'il y a un os dans l'un, l'autre est dans les mêmes conditions (ours, chat).

A ceux cependant qui, comme Galien, regardent le vagin comme un urèthre retourné, il n'est pas indifférent de faire connaître que le clitoris, chez le maki et le lori, est muni d'un urèthre, et que le vagin est à sa place chez eux comme chez les autres singes. Que devient dans ces cas la valeur séculaire de l'opinion de Galien ?

Il faut donc en finir avec cette erreur trop longtemps partagée ; nous croyons que l'état de la science permet, comme nous l'avons fait, de mettre un à un en analogie parfaite tous les organes de cet appareil.

Nous ne pensons pas avoir été trop conjectural en constituant la prostate de l'homme avec les glandules du fond du vestibule de la femme, ni en construisant la *portion membraneuse* (1) de l'urèthre, afin d'établir la communication de l'urèthre pénien avec l'urèthre vésical, car ces canaux sont primitivement séparés.

Ainsi, pour nous résumer sur ce point, nous dirons que le ves-

---

(1) Cette explication de la formation après coup de la portion membraneuse de l'urèthre justifie jusqu'à un certain point son aspect isolé et flottant au milieu des tissus. Cette conformation semble être très-avantageuse pour faciliter la double fonction du pénis ; c'est en quelque sorte une charnière mobile qui permet, selon les circonstances, l'élévation ou l'abaissement de cet organe. Le dépla-

tibule de la femme n'est que le vestibule de l'embryon ; c'est l'ancienne cavité uro-génitale.

Les deux appareils génital et urinaire gardent chez elle les mêmes rapports qu'à l'état embryonnaire.

Les orifices de ces appareils, lors de la formation du sens génital femelle, sont circonscrits et entourés immédiatement par l'enveloppe du clitoris, par les nymphes.

Les bords de cette cavité restent libres comme auparavant ; ils se modèlent pour former les grandes lèvres.

Chez l'homme, au contraire, la cavité disparaît presque complétement ; les deux appareils, en réunissant leurs trois orifices en un seul, conglomèrent les glandules qui les entourent et forment la prostate; cet orifice commun s'abouche, à l'aide d'un tube intermédiaire (portion membraneuse de l'urèthre), au canal pénien, qui est en formation ; ce canal pénien, devenu le vestibule des deux appareils urinaire et génital, est entouré, comme chez la femme, d'une enveloppe commune : c'est l'enveloppe du pénis. Elle répond, comme nous l'avons vu, à celle du clitoris.

La partie inférieure de cette cavité se ferme complétement par la soudure des deux bourrelets qui garnissent ses bords.

Si l'on veut s'assurer que la prostate est bien le point de confluence de l'oviducte et du séminiducte, on peut consulter à ce sujet une observation d'hermaphrodisme, où les deux appareils sexuels viennent déboucher dans ce point (*Arch. gén. de méd.*, 1854, p. 86).

Voici le parallèle que nous établirons.

---

cement dont est susceptible le tube pénien dans ces deux attitudes a pour but de permettre à celui-ci de se mettre en prolongement avec la direction différente des deux conduits qu'il dessert ; de plus, cette partie est par ce fait beaucoup plus dilatable ; elle peut servir de réservoir spermatique au moment de l'éjaculation, le bulbe caverneux faisant, par ses contractions saccadées, tour à tour l'office d'une pompe aspirante et foulante.

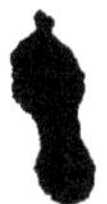

PARALLÈLE DES ORGANES GÉNITAUX MALE ET FEMELLE CHEZ L'HOMME.

	APPAREIL MASCULIN.	*APPAREIL FÉMININ.*
	1re DIVISION	
Organe producteur.	Testicule.	Ovaire.
	2e DIVISION.	
Séminiducte. / **Oviducte.**	Épididyme.	Pavillon tubaire.
	Canal déférent.	Trompe.
	Vésicules séminales.	Utérus.
	Canaux éjaculateurs.	*Vagin.*
	3e DIVISION.	
Sens génital. PARTIE PRINCIPALE.	Corps caverneux pénien et son muscle ischio-caverneux.	Corps caverneux clitoridien et son muscle ischio-caverneux.
	Gland pénien.	Gland clitoridien.
	Vaisseaux de la partie spongieuse de l'urèthre.	Vaisseaux intermédiaires.
	Bulbes de l'urèthre, et leur muscle compresseur bulbo-caverneux.	Bulbes du vestibule, et leur muscle compresseur, constricteur du vestibule.
	Urèthre spongieux et membraneux (vestibule, tubiforme, uro-génital).	*Vestibule, fissiforme, uro-génital.*
	Prostate (glande péri-uréthro-génitale).	*Glandules disséminés au fond du vestibule, péri-uréthro-vaginaux.*
PARTIE ACCESSOIRE.	*Prépuce et peau pénienne.*	*Nymphes.*
	Frein ou repli muqueux du prépuce.	*Hymen ou repli muqueux des nymphes.*
	Scrotum.	*Muqueuse* des grandes lèvres.

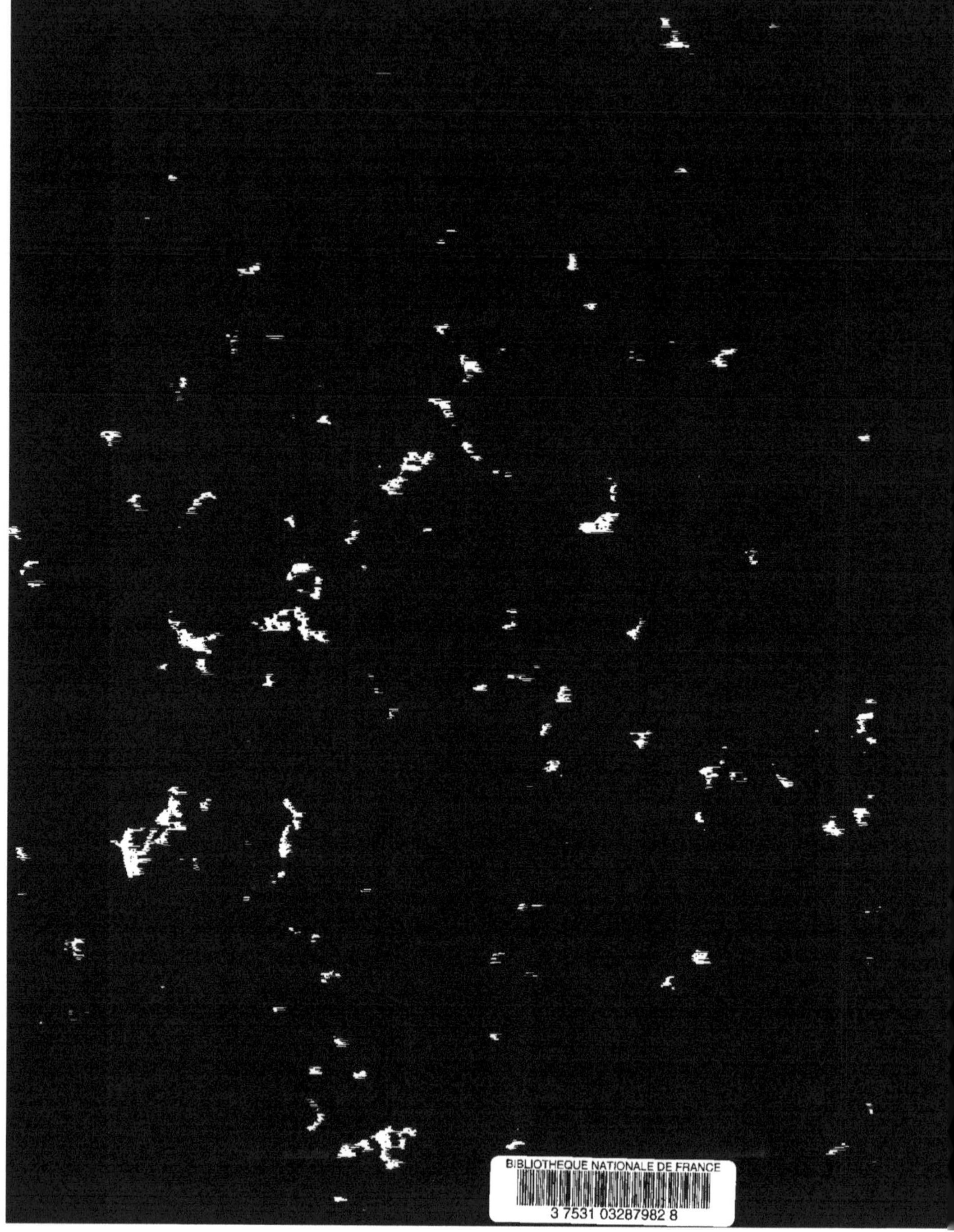

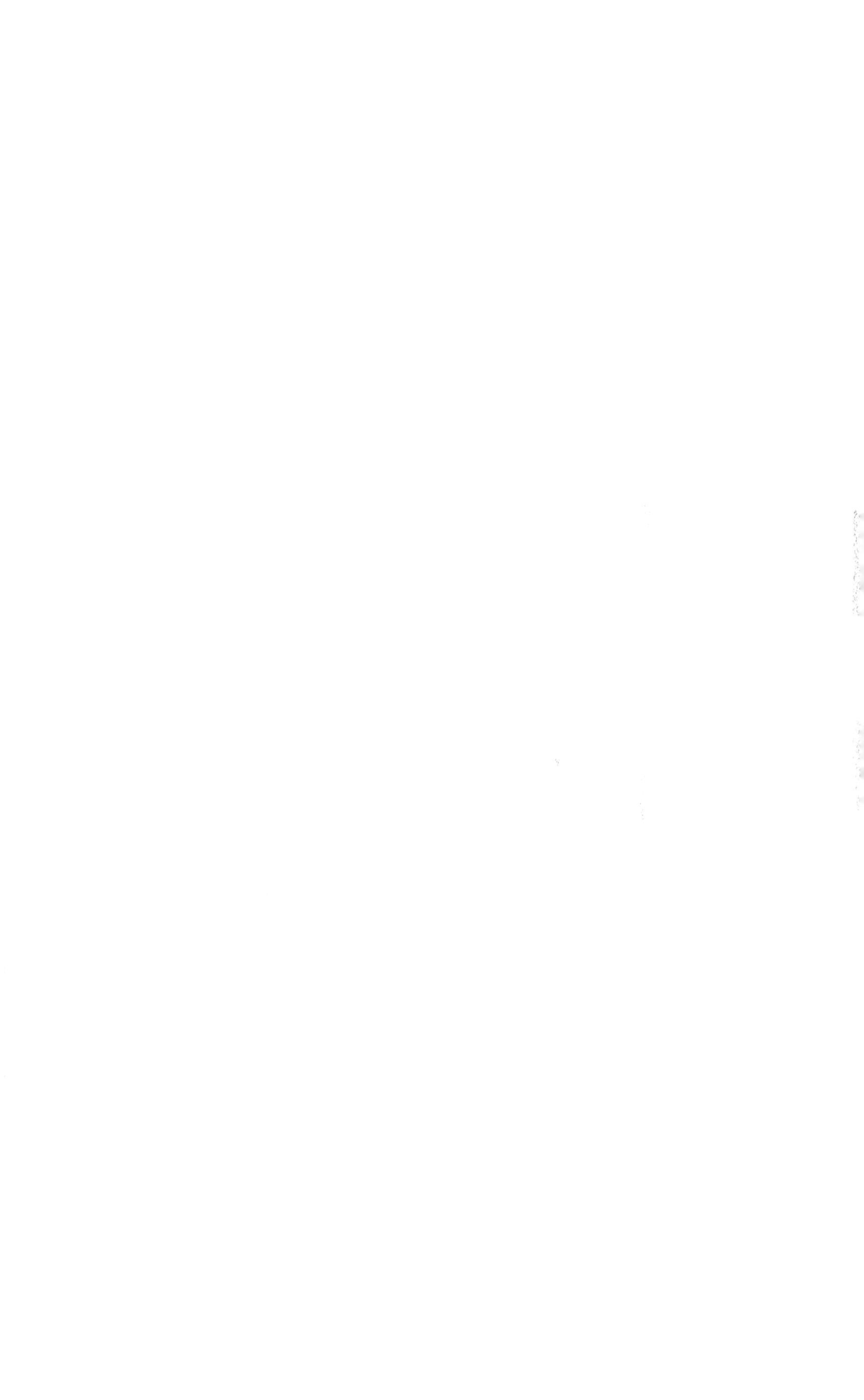

www.ingramcontent.com/pod-product-compliance
Ingram Content Group UK Ltd.
Pitfield, Milton Keynes, MK11 3LW, UK
UKHW021024200726
13857UKWH00004B/1561